女子も！ 男子も！

生理を知ろう

を知ろう

宋美玄——監修
産婦人科医・医学博士

3

心と体の成長と生理

汐文社
ちょうぶんしゃ

は　じ　め　に

　1、2巻では生理のしくみや、なやみについて紹介してきました。

　生理がはじまる小学校高学年から中学生にかけては「思春期」と呼ばれる時期で、みんなの体と心に大きな変化があります。身長・体重が急に増え、女子は胸が大きくなったり、男子は声変わりをしたり、これまでにはなかった変化にとまどうことも多いでしょう。友だちと自分をくらべて、不安になることもありますよね。けれど、成長スピードには個人差があって、「正常」といわれる範囲はみなさんが思っている以上に広いのです。

　思春期の大きな変化のひとつが、子どもをつくれる大人の体へと成長することです。女子は生理（月経）をむかえ、男子は射精を経験します。どんなことが思春期に起きて、それにはどんな役割があるのかなど、自分のことはもちろん、異性の体についてもきちんと知ることが大切です。

　今は気になることをかんたんに調べられ、たくさんの情報があふれています。ただ、それがすべて正しいとはかぎりません。いろいろなうわさにふりまわされないように、正しい知識を身につけて、思春期の成長とうまくつきあっていきましょう。

　女子も男子も、思春期の心と体を知ろう！

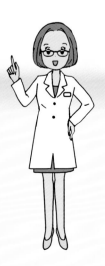

産婦人科専門医
宋美玄

＊一般的には「生理」と呼ばれることが多いですが、正しくは「月経」といいます。この本では、わかりやすく「生理」と表現しています。

も　く　じ

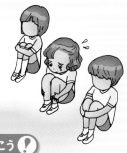

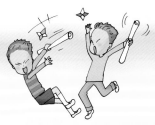
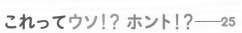
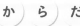

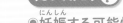

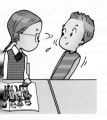

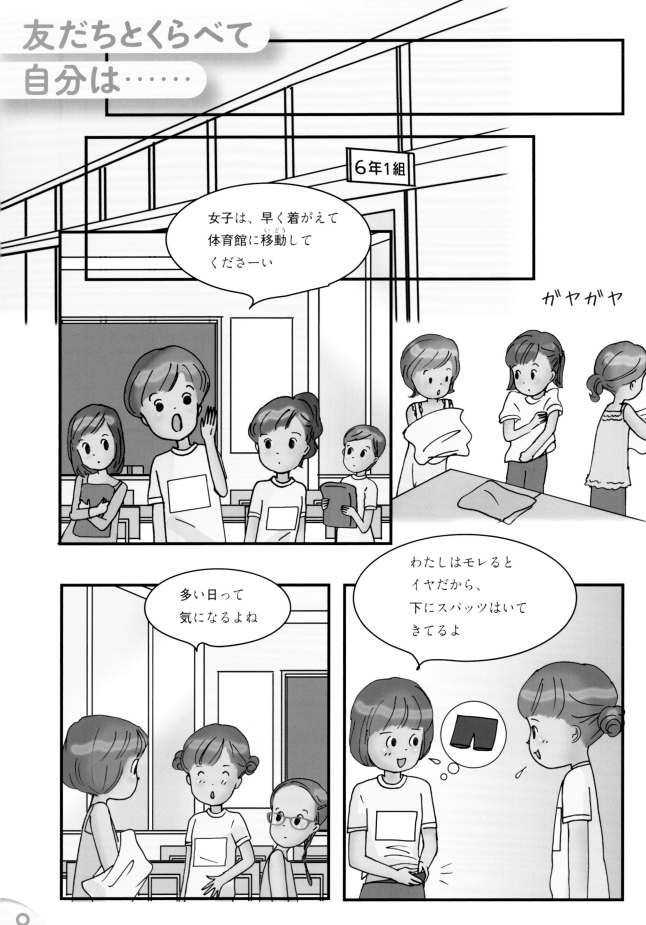

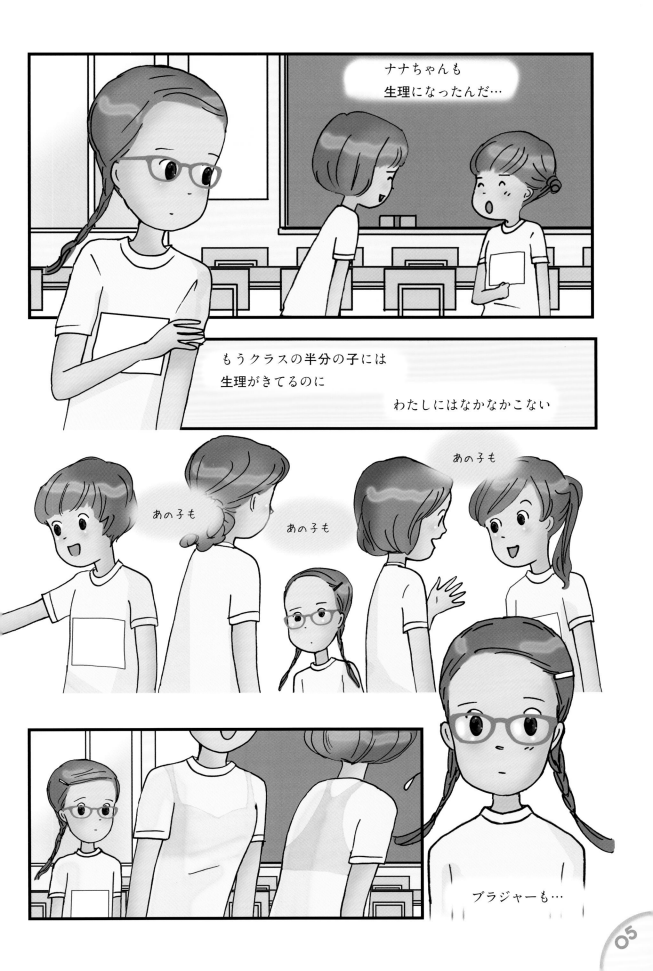

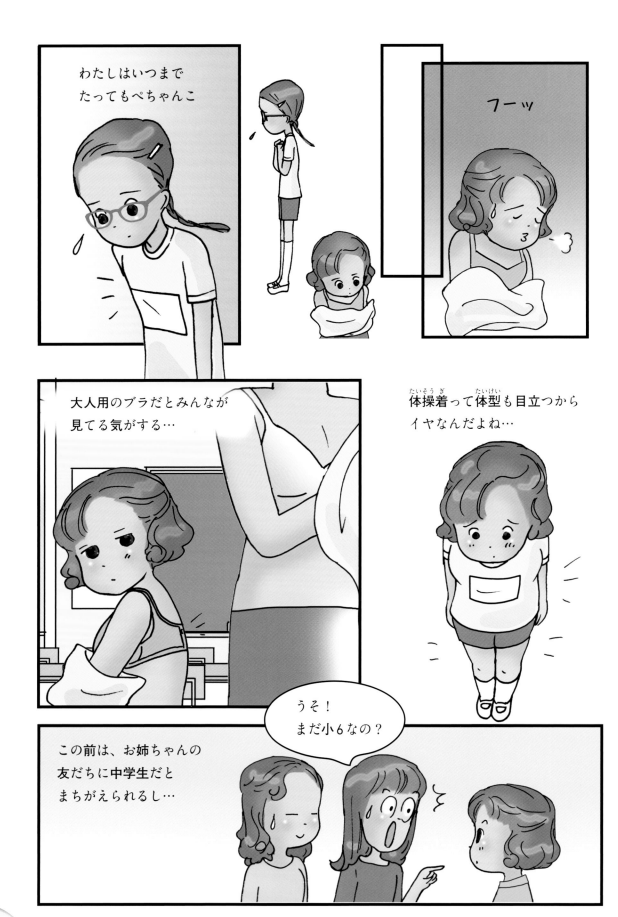

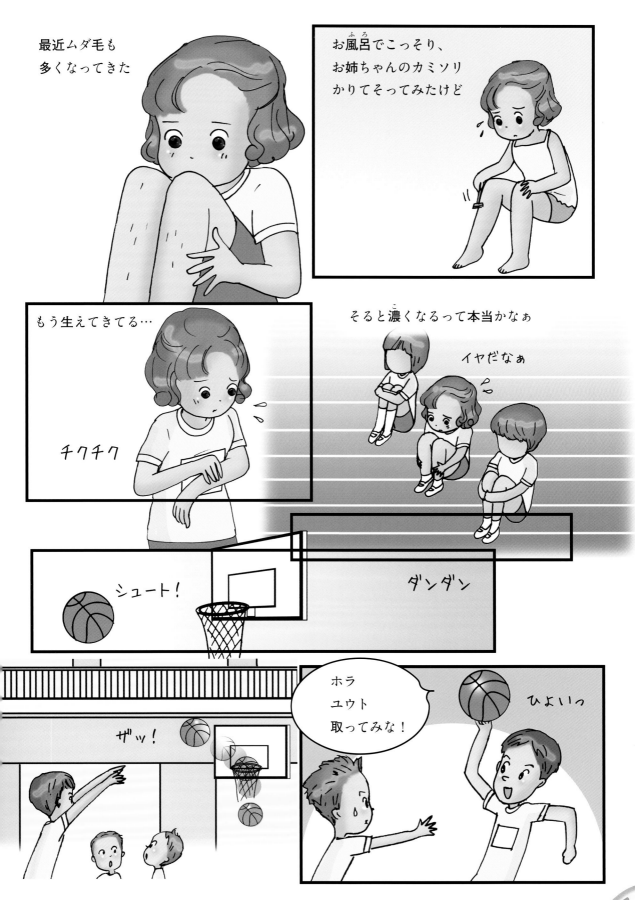

最近ムダ毛も
多くなってきた

お風呂でこっそり、
お姉ちゃんのカミソリ
かりてそってみたけど

もう生えてきてる…

チクチク

そると濃くなるって本当かなぁ

イヤだなぁ

シュート！

ダンダン

ザッ！

ホラ
ユウト
取ってみな！

ひょいっ

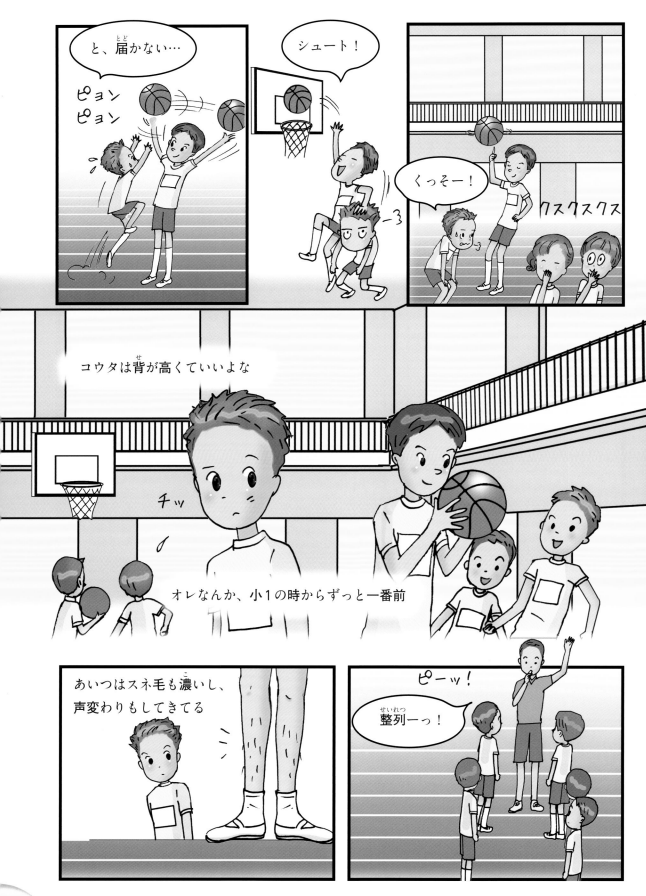

同じ6年生なのに

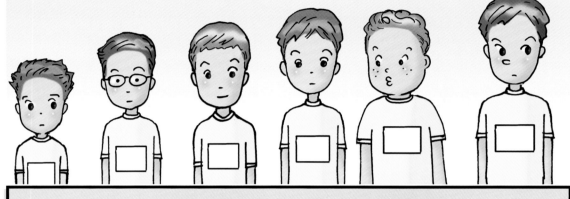

どうしてこんなにちがうんだろう?!

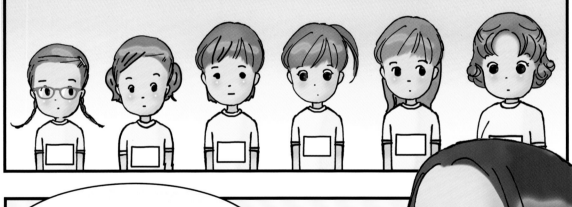

10才で生理がくる子もいれば、
14才でくる子もいる。
"普通(正常)"の範囲は、みんなが
思っているよりも広いんです!

成長のスピードは
まちまちだから、
身長や体型も気にしなくても
大丈夫ですよ

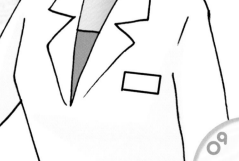

思春期の心と体

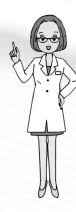

男の子はだいたい9〜14才から、女の子はもう少し早く、8〜14才から第二次性徴期をむかえます。これは「思春期」と呼ばれる時期で、心も体も大きく変化します。身長や体重が急に増え、体つきも男女それぞれの特徴があらわれます。そしてこの時期は、内が

わからも、子どもをつくれる大人の体へとぐんと成長します。思春期はだれもが経験しますが、成長スピードは一人ひとりちがいます。まわりの友だちとくらべて、不安になるかもしれません。あせらず、「それぞれの個性」と考えましょう。

パーセンタイル身長体重 成長曲線

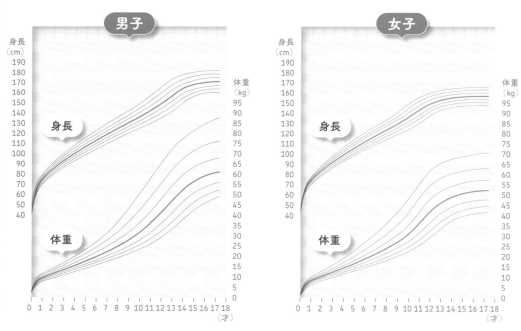

[厚生労働省「平成12年乳幼児身体発育調査」および文部科学省「平成12年度学校保健統計調査」を元に作成]

成長曲線は、年齢に対する身長ののびと体重の増加を曲線で表したもの。男女別にたくさんの子どものデータを集め、年齢別にその平均値を出してつなげています。ここに書かれている7本の基準線は、どれも正常の範囲内。成長スピードには個人差があり、「正常の範囲」というのは広いことがわかります。これまでの身長や体重をグラフに印をつけると、自分がどの基準線に近いのかたしかめることができます。

体の性と心の性

性別はグラデーション

1巻・2巻では、生理のしくみやなやみについて紹介してきました。生理があるのは女性ですが、この「女性」はあくまで体の性についてです。「性」には体の性のほかに、心の性、好きになる性、表現する性の4つがあります。見た目だけで男性、女性と判断することはできません。体の性と心の性が同じ人が多いですが、「体は女性で心は男性」、「体も心も男性、好きになるのも男性」など、性のあり方はさまざまです。性別は男女にはっきりと分けられるものではなく、あいまい。色にたとえると、グラデーションといえるでしょう。

4つの性

体の性
生まれたときの性。

心の性
自分がどの性別と感じているかの性。

好きになる性
好きになる相手の性（どの性別を好きになるか）。だれも好きにならない場合もある。

表現する性
服装や言葉づかいなど、「男らしさ」「女らしさ」の性（自分の性を社会のなかでどう表現するか）。

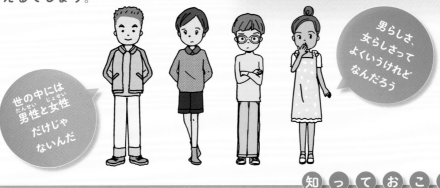

世の中には男性と女性だけじゃないんだ

男らしさ、女らしさってよくいうけれどなんだろう

知っておこう！

多様な性を知るためのキーワード

セクシュアルマイノリティ
（性的少数者）

生まれ持った性と心の性が一致しない「トランスジェンダー」や、同性を好きな人など、多くの人とは異なる性的な特徴を持つ人のこと。略して「セクマイ」と呼ばれ、人口の3〜5％、学校の一クラスにたとえると、1〜2人の割合でいるといわれます。

SOGI（ソジ）
（Sexual Orientation and Gender Identity）

性的指向（好きになる性）、性自認（心の性）の頭文字を取った言葉。性的多数派も少数派も関係なく、一人ひとりの人権を平等に尊重しようという考えから生まれた言葉。性的少数派を意味する「LGBT」[＊]に代わる言葉として使われます。

＊ LGBT ＝レズビアン（女性同性愛者）、ゲイ（男性同性愛者）、バイセクシュアル（両性愛者）、トランスジェンダー（性別越境者）の頭文字を取った言葉。

体の変化

思春期は、体の内がわからも外がわからも変化する時期です。その変化がいつはじまるのかは人によってちがいます。体にどんな変化が起きるのか知っておきましょう。

第二次性徴

男子はだいたい9才から14才（平均は12才）、女子はだいたい8才から14才（平均は11才）までの間に第二次性徴期をむかえます。背がぐんと伸びるのは、第二次性徴がはじまるサインのひとつ。ただ、いつ、どれだけ伸びるかは個人差があります。男子は胸が広くなり、大人の男性のように横幅がつき、女子は丸みのある体つきになります。

知っておこう！

第二次性徴の問題

このページで紹介したような第二次性徴が男子は9才、女子は8才よりも早くあらわれた場合、「思春期早発症」の可能性があります。早くから急に成長すると、身長が伸びきらないまま大人になることがあります。反対に、14才を過ぎても第二次性徴があらわれない場合も、病院でアドバイスを受けましょう。

どんなことが起こる?

男子

体が大きくなる
身長が伸びる。1年間に10センチ近く成長することも。

性器が大きくなる
ペニスが長くなり、精巣（13ページ）も大きくなる。

声が低くなる
のどぼとけ（のどの軟骨）が出てきて、声変わりをする。

汗とにおい
汗をかきやすくなり、それによって体臭が強くなる。

体毛が濃くなる
性器のあたりやわきの下に毛が生え、脚の毛も濃くなる。

勃起する
ペニスがかたくなる＝勃起（14ページ）がはじまる。

女子

背が伸びる
急に背が伸び、体が痛くなる成長痛があることも。

体重が増える
腰まわりやおしりに脂肪がつき、丸みをおびた女性の体に。

胸がふくらむ
だいたい9〜10才から胸がふくらみ、少しずつ丸くなる。

生理をむかえる
思春期のいちばんの変化。赤ちゃんを産める体に成長する。

陰毛やわき毛が生える
性器のまわりに陰毛が生える。わき毛はそる人もいる。

ニキビができる
おでこや鼻、あごの下などにニキビができやすくなる。

性器の成長

性器とは男女ともに両足の付け根にある部分全体を指し、赤ちゃんをつくるための大切な器官です。性器には、外から見えるところ（外性器）と体の中にかくれているところ（内性器）があり、ともに思春期に成長します。性器は、心臓や肺などの器官と同じように大切な体の一部。きちんと理解して、話をするときは医学的な呼び名を使いましょう。

男子の性器

ペニス（陰茎）
通称「おちんちん」。刺激を受けたり性的に興奮すると勃起する。

陰のう
精巣が入っている袋のような皮ふの部分。

精巣（睾丸）
左右1つずつ、陰のうで守られ、精子がつくられるところ。

精管
精巣でつくられた精子の通り道。

前立腺
精子は、ここの分泌液とまざって精液になる。

尿道
膀胱からペニスまでつながっている管。尿や精液の通り道。

＊精子……男性の体でつくられる細胞。女性の卵子と結びつくと受精卵になる。

横

脊椎
膀胱
前立腺
精巣
陰のう

へそ
精管
ペニス
尿道

女子の性器

子宮
丈夫な筋肉でできた袋。赤ちゃんとして産めるようになるまで育てるところ。

卵巣
生まれたときから一生分の卵子が蓄えられているところ。左右に1つずつある。

卵管
子宮から左右に伸び、卵巣から送り出された卵子をここで受け止める。

膣（ヴァギナ）
子宮の出口から体の外へつながる管。生理のときの経血や赤ちゃんが生まれるときの通り道。

膣口
膣（ヴァギナ）、子宮へとつながる入り口部分。セックスや出産のときはいつもより広がる。

陰核（クリトリス）
小さな突起で、男性のペニスのように敏感なところ。性的に興奮するとふくらんだりかたくなる。

大陰唇
陰核（クリトリス）と小陰唇をおおっているところ。小陰唇の外がわから膣口を守っている。

小陰唇
尿道と膣の出入り口をおおっているところ。人によっては大陰唇から外に出ている場合もある。

＊卵子……女性の体でつくられる細胞。

横

脊椎
卵巣
膣

へそ
卵管
子宮
膀胱

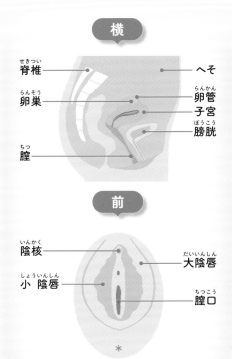

前

陰核
小陰唇

大陰唇
膣口

＊

射精と生理

思春期になると、男子だけに起きる変化、女子だけに起きる変化があります。それが「射精」と「生理」です。男子のはじめての射精を精通といい、女子にとってはじめての生理（月経）を初経（初潮）といいます。精通、初経をむかえたということは、赤ちゃんができる体へと成長したしるし。自分だけでなく、相手の体のしくみも知っておきましょう。

▌射精

性的な興奮が高まると、ペニスがいつもより太く、長く、かたくなり、上向きにたちあがります。この状態を勃起といいます。

射精とは、勃起したペニスの先から白い液体（精液）が体の外に出ること。このとき、精液のなかには精子が1億個以上含まれています。精通をむかえる時期は、12〜13才が多いですが、人によってちがいます。

射精のしくみ

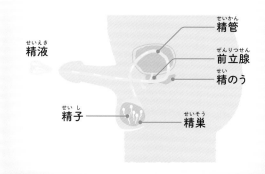

精液　精管　前立腺　精のう　精子　精巣

▌生理

だいたい月に1回卵巣から卵子が出され、それに合わせて子宮の内がわの膜が栄養を含んだ血液でふわふわにあつくなります。これが赤ちゃんのベッドになり、卵子と精子が受精しなければ、膜は使われないままはがれて膣から体の外へ出されます。これを生理といいます。初経をむかえる時期は10〜12才が多いですが、精通と同じようにそれぞれちがいます。

＊生理のくわしい説明は1、2巻にあります。

知っておこう！

自分の性器を知ろう

自分の体を知ることは大切なんだね

男子も女子も、自分の体をよく知って、自分で管理する習慣を今から身につけましょう。性器も自分自身で観察することが大切です。女性の場合、鏡を使ったり、座ってのぞきこんだりするとよいでしょう。「そんなのはずかしい」と思う人もいるかもしれませんが、性器も大切な体の一部です。

男性ホルモン・女性ホルモン

男子の体が男性らしくなるために必要なのが「男性ホルモン」、女子の体が女性らしくなるために必要なのが「女性ホルモン」です。思春期になると脳から「ホルモンをつくりなさい」という命令が出るようになり、つくられたホルモンは、血液といっしょに体のなかに運ばれます。精通や初経など、思春期に起きる変化はホルモンが関係しているのです。

 図解

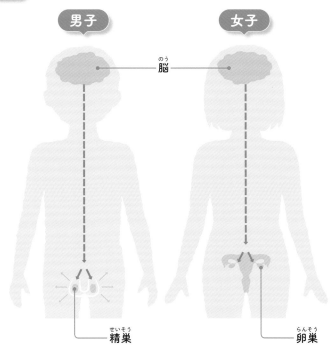

男子　　　女子

脳

精巣　　　卵巣

 1
脳が男子は精巣、女子は卵巣に命令を出す。

 2
精巣、卵巣からホルモンが出る。

 3
ホルモンは血液といっしょに全身に運ばれ、体を大人へと成長させる。

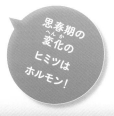
思春期の変化のヒミツはホルモン！

 そぼくなギモン

  Q.

女子って毎月生理があって大変そう……。もしかして、いつか男にも生理ってくるの？

男性も多少の女性ホルモンは持っていますが、生理は女性だけに起きます。女性ホルモンのバランスは28〜35日周期で変化します。そのサイクルに合わせて、子宮の内がわに赤ちゃんのベッドの役目をする膜がつくられます。妊娠しなかった場合、いらなくなった内膜ははがれ、膣から外へ出ます。このサイクルの影響で女性はイライラやつかれやすいといった月経前症候群（PMS）が起きます。

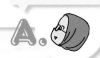 A.

心の変化

思春期には、これまでにはなかったいろいろな感情を経験するでしょう。自分とほかの人とのちがいをさらに意識するようになり、だれかの言葉に深く傷ついたり、怒りっぽくなったり、人の目がやけに気になったり……。こういった変化は、成長の過程でだれにでもあることなので心配いりません。では、どんな心の変化があるのか見ていきましょう。

▌自分とほかの人をくらべる

ほかの人とのちがいに気がつき、人からどう見られ、どう思われているのかを気にするようになります。

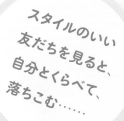
スタイルのいい友だちを見ると、自分とくらべて、落ちこむ……

人とすれちがうとみんなが自分を見ているような気がする

自分の悪口を言われているような気がして不安になる

▌自分らしさのはじまり

自分の考えで行動したい気持ちが強くなり、「自分とはどのような人間なのか」を考えるようになります。

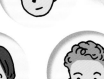
これまで親の言う通りにしてきた。でも、今はなんでも自分で決めたい

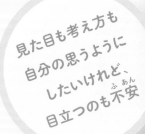

見た目も考え方も自分の思うようにしたいけれど、目立つのも不安

自分に自信がもてずにいる。自分らしいってなんだろう？

親子関係の変化

親をうっとうしく感じ
たり関係がうまくいか
ないときは、どう接し
てほしいのか、自分の
気持ちを伝えてみよう。

お父さんや
お母さんと
話すのが
めんどくさい！

お母さんとは
いつも意見が
合わなくて
言い合いになる

親にいろいろ
言われるのが
うっとうしいから
部屋にこもってる

友だち関係の変化

大人とは距離を置こう
としますが、友だちと
は距離がとても近くな
り、性への関心も高ま
ります。

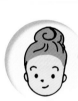

親には言えない
なやみごとも
友だちになら
うち明けられる

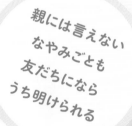

クラスの
男子と女子で
意見が合わなくて
なかよくできない

好きな子がいる。
でもドキドキして
うまく話せない

大事！

思春期になやみはつきもの。自分に自信を持って！

落ちこんだり不安なときは、自分のよいところに目を向けて自信を持ちましょう。
友だちのよいところも見つけて、伝えてあげられるといいですね。まわりの大人
や友だちに話したり相談すると、よいヒントが見つかるかもしれません。

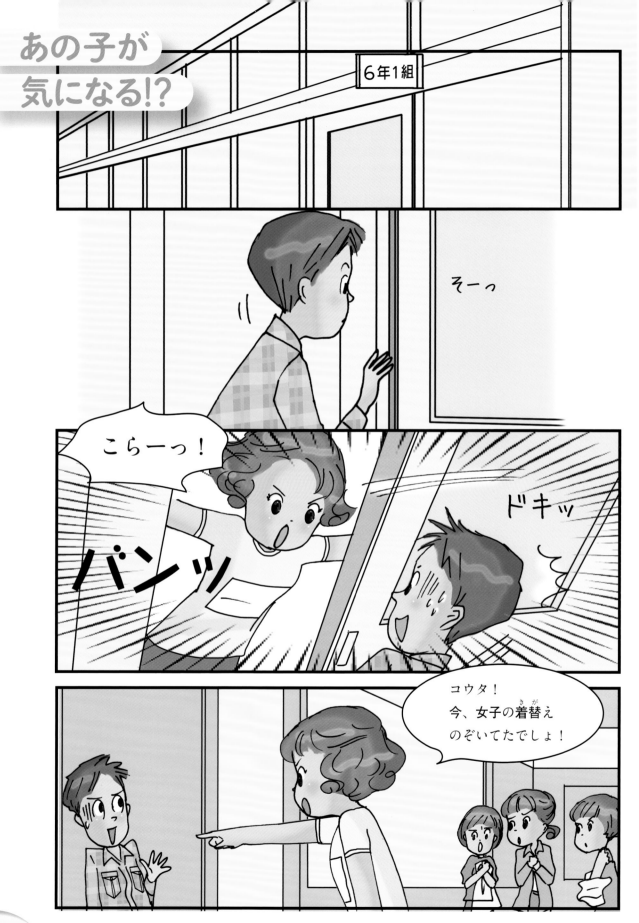

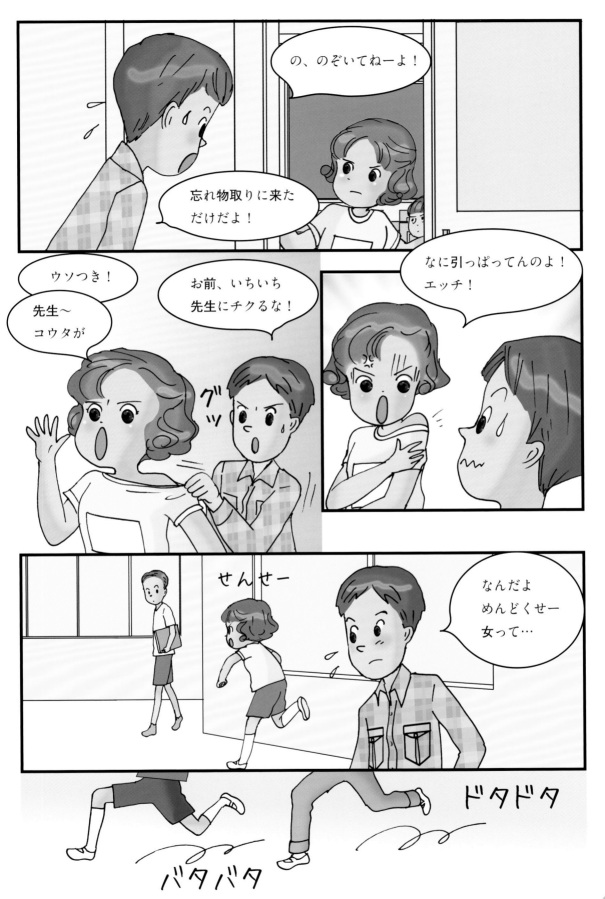

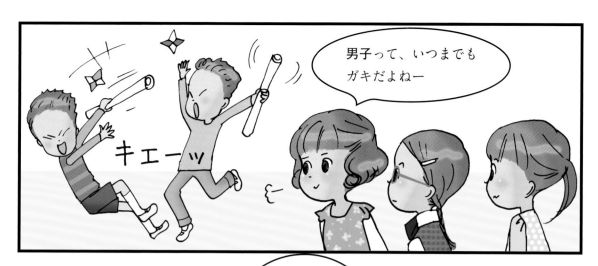

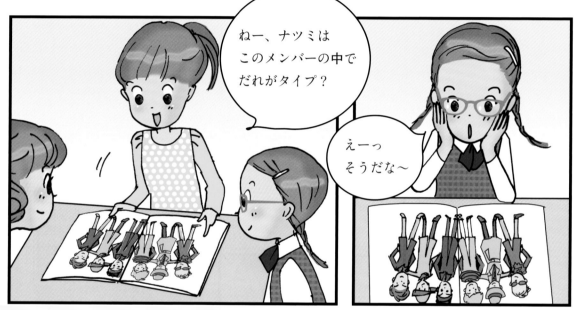

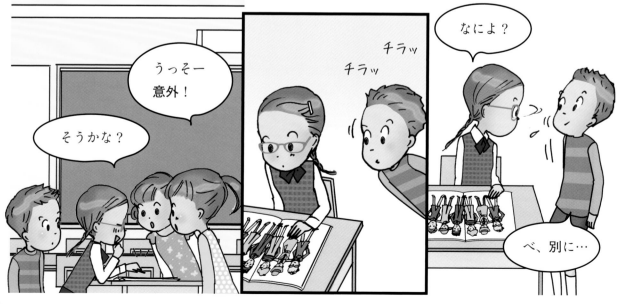

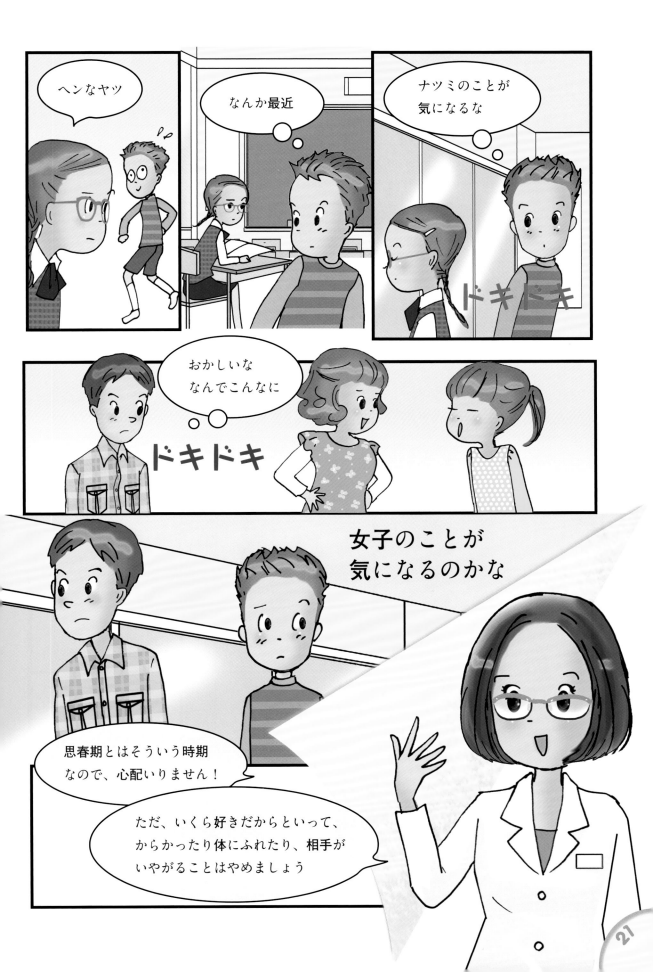

Part 2 思春期のなやみ

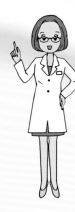

思春期は、心より体のほうが先にぐんと成長します。まわりの友だちと自分の体をくらべてなやむこともありますが、体の成長スピードは人それぞれだということを覚えておきましょう。心も、体の変化より少しおくれて大人へと近づきます。性への興味が増すのも

この時期。気になる人のことをもっと知りたい。好きな人の体にふれてみたいと思うこともあるでしょう。けれど、後先考えずに行動すると、自分も相手も心と体が傷つく可能性があります。今のうちから正しい性の知識をしっかり身につけましょう。

マスターベーション

自慰のことをマスターベーションともいいます。性的な快感を求めて、性器や体のほかの部分をさわることです。男性も女性も、マスターベーションをすることは人として自然なこと。こわがったり、悪いことだと思う必要はありません。ただ、マスターベーションはプライベートな行為なので、特別に人に話したり、人に見せたりするものではありません。マスターベーションをはじめる年齢は人それぞれで、まったくしない人もいます。マスターベーションをしても、心や体の成長、子どもをつくる能力に影響はありません。

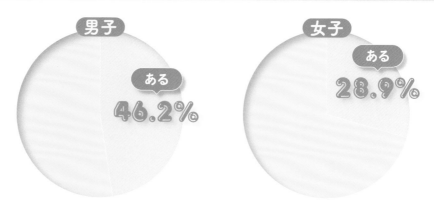

あなたは今までに、性的なことに関心をもったことがありますか？

男子 ある 46.2%

女子 ある 28.9%

［中学生（12〜15才）の男女（計4440人）に調査／日本性教育協会／第8回青少年の性行動全国調査（2017年）］

中学生は、男女ともに「ない」と答えた人が多かったけれど、同じことを大学生に聞くと、男子の93％、女子の69％が「ある」と回答。性に興味を持つことは、大人へと成長するということなんだね。はじめて関心を持ったのは、男女ともに12〜13才が多かったよ。

セックス

ふたりのあいだで、おもに性器を使って行う行為をセックス（性交）といいます。セックスによって男性のペニスから射精された精子が女性の膣内を通って、その一部が卵子にたどり着くと妊娠する可能性があります。軽はずみな行動には気をつけましょう。

妊娠する可能性があること
知っておこう！

◉ 精通、初経をむかえていたら、小学生や中学生同士のたった一度のセックスでも妊娠する可能性がある。

◉ 精子は子宮のなかで5日間生きのびるので、生理中のセックスでもじゅうぶん妊娠する可能性がある。

◉ はじめての排卵のときは排卵のあとに生理がくるので、初経をむかえていなくても妊娠する可能性がある。

◉ コンドームをつけていても、つけるタイミングをまちがえたり破けたりすると、妊娠する可能性がある。

好きな人とのつきあい方

人それぞれ価値観はちがうので、おつきあいの方法に正解はありません。大切なのは、下の図のようにきちんと段階をふむこと。じゅうぶんな会話をせずに、いきなりキスやセックスをすることは自然ではありません。おつきあいが長続きするカップルは、一つひとつ段階をふんでいるという研究結果もあります。おたがいの気持ちを尊重して、よいつきあい方を見つけましょう。

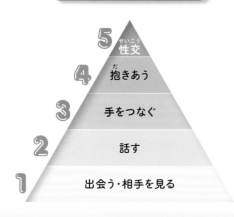

おつきあいの5段階

5 性交
4 抱きあう
3 手をつなぐ
2 話す
1 出会う・相手を見る

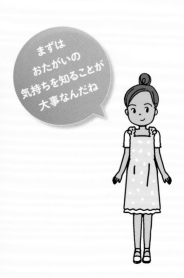

まずはおたがいの気持ちを知ることが大事なんだね

プライベートゾーン

水着を着たときにかくれる場所をプライベートゾーンといい、ことわりなく他人に見せたりさわらせたりしてはいけない、大切な場所です。どんなに親しい間がらでも、プライベートゾーンに同意なくさわることはゆるされません。イヤなふれあい（性被害<ruby>性<rt>せい</rt></ruby><ruby>被<rt>ひ</rt></ruby><ruby>害<rt>がい</rt></ruby>）だと感じたら、「やめて」と言ってまわりの大人に助けを求めましょう。

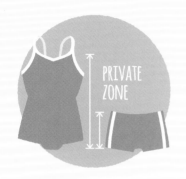

PRIVATE ZONE

大事!

<ruby>性被害<rt>せいひがい</rt></ruby>を受けた・受けそうになったら……

◎ イヤなことはイヤだとしっかり言おう。

◎ 早くその場から逃げよう。

◎ 信頼できる大人にすぐ助けを求めよう。

＊性被害を受けたとき、あなたに原因があるかのように言う人がいたとしたら、大きなまちがいです。どんな場合でも、被害者は悪くなく、加害者だけが悪いのです。

<ruby>性的<rt>せいてき</rt></ruby>なメディア

<ruby>性的<rt>せいてき</rt></ruby>な<ruby>行為<rt>こうい</rt></ruby>やイメージを活用した動画や写真、マンガ、テレビゲームなどがあります。これらはマスターベーションなど、性的に<ruby>興奮<rt>こうふん</rt></ruby>したいときに使われることが多いです。性的なメディアは使い方や<ruby>解釈<rt>かいしゃく</rt></ruby>のしかたをまちがえると、安全でない<ruby>性行為<rt>せいこうい</rt></ruby>につながることもあります。<ruby>現実<rt>げんじつ</rt></ruby>の世界とはちがうということを<ruby>覚<rt>おぼ</rt></ruby>えておきましょう。

大事!

性的なメディアのこんなことに気をつけよう

◎ 同意のないセックスや<ruby>暴力的<rt>ぼうりょくてき</rt></ruby>なシーンも登場する。現実のセックスとはまったくちがうことを<ruby>理解<rt>りかい</rt></ruby>しよう。

◎ セックスしている相手を「性的なモノ」としてあつかっている場合も。本来は、<ruby>健全<rt>けんぜん</rt></ruby>な<ruby>人間関係<rt>にんげんかんけい</rt></ruby>の一部としてセックスがある。

◎ メディアに登場する<ruby>女性<rt>じょせい</rt></ruby>は<ruby>胸<rt>むね</rt></ruby>が大きく<ruby>陰毛<rt>いんもう</rt></ruby>がない、<ruby>男性<rt>だんせい</rt></ruby>はペニスが大きい。そんな人はそれほど多くないので、自分とくらべないこと。

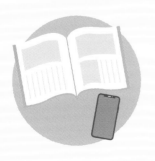

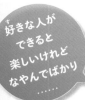

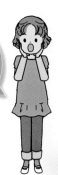

これって ウソ!? ホント!?

友だちから聞く恋にまつわるあれこれ。
そのうわさ話、ウソ!? ホント!?

好きな人が
できると
楽しいけれど
なやんでばかり
……

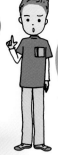

わからない
ことがあっても
親には
聞きにくい!

Q1. 好きな人ができると きれいになるって本当?

**そういう人もいるけれど、
医学的な根拠はありません。**

恋をすると女性ホルモンがたくさん出て「きれいになる」といわれますが、残念ながら医学的な根拠はありません。恋をしたら胸が大きくなるというのもウソ。人を好きになると、服装や髪型に気を配るようになって、その結果見た目がきれいになるのかもしれませんね。

Q2. 「草食系男子」って、 実際に増えているの?

**性に関心を持たない人は
男女ともに増えています。**

「草食系男子」は、恋愛やセックスに積極的ではない男子のことを指す言葉。最近の調査[＊]では、セックスの経験を持たない人の割合が男性だけでなく女性も増えているのは事実。性への関心がない人もいれば強い人もいます。どちらもおかしいことではありません。

＊「出生動向基本調査」（対象：18〜39才の男女）

Q3. 胸が大きい人のほうが モテるんでしょ?

**人の好みはそれぞれ!
胸の大きさを人とくらべないで。**

だれもがモデルのようなスレンダーな体型や大きな胸が好きとはかぎりません。顔の好みもそれぞれちがうように、すっきりした胸や健康的な体型が好みの人もいます。胸やペニスの大きさなど、見た目を人とくらべて気にするのはやめましょう。

Q4. 好きな子にはいじわる しちゃうって本当?

**相手にかまってほしくて
いじわるをしちゃう人もいます。**

好きな子にいじわるをしてしまうのは小中学生にはよくあること。ちょっかいを出すと相手が反応してくれ、自分に注目してくれるからです。ただし、相手の体にふれたり傷つくことを言ったりするのはやめましょう。素直に気持ちを伝えたほうが相手も喜びますよ。

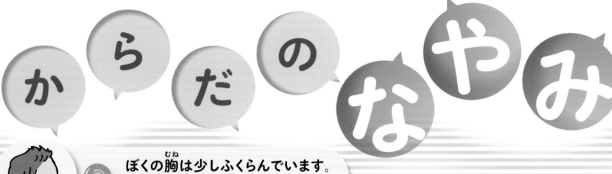

からだのなやみ

Q. ぼくの胸は少しふくらんでいます。
女子じゃないのになんで……？

男の子のなかには10才から14才くらいの間に、女の子のように少し胸がふくらむ子もいます。思春期のホルモンバランスの変化によって起きる一時的な症状で、よくあること。高校生になるころにはろっ骨が大人の大きさに発達して、そのふくらみが胸全体に広がるので目立たなくなるでしょう。ただし、ふくらみが続く、胸部にしこりのようなかたまりが見つかるときは医師の診察を受けましょう。

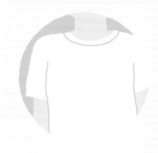

Q. ぼくのペニスは小さい気がする。
これから大きくなるの？

思春期になると、精巣と陰のう（13ページ）がまず大きくなり、3年くらいかけてだいたい大人の大きさになります。その後、ペニスの成長がはじまり、20才になるころには大人の大きさに。人によって大きさはいろいろですが、勃起すればみんなだいたい同じくらいになります。思春期は大きさを気にする人も多いですが、ちがって当たり前。心配いりませんよ。

Q. 精巣をけられたらすごく痛かった。
病気になっていないか心配……。

精巣は陰のうで守られていますが、体の外にぶらさがっているのでぶつかるととても痛いです。陰のうが外にぶら下がっているのは、精巣が精子をつくるのに適した温度（体温より少し冷たい）を保つためです。精巣をぶつけても病気になることはほとんどなく、1時間もしないうちに痛みはおさまります。精巣を守るために大切なのは、日ごろから清潔にすること。陰のうのまわりや裏がわもしっかり洗いましょう。

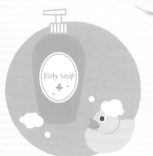

Q. 胸の大きさが左右でちがう。これって病気?

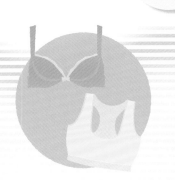

胸は成長するにつれ、だいたい左右同じ大きさになっていくので心配いりません。大人になっても、左右の大きさや形が完全に同じ人のほうがめずらしいかもしれません。目も左右でそれぞれ特徴がありますよね。胸の大きさも形も乳首の色も、みんなちがって大丈夫。ブラジャーは、正しいサイズのものを選ぶことが大事です。成長とともにサイズを測って、体にフィットするものをつけましょう。

Q. 生理前はニキビが増えてイヤだ!つぶしてもいいの?

思春期のニキビは、多くの人にあらわれる症状です。古い角質（皮ふのいちばん外がわをおおっている部分）と皮脂（油状のもの）で毛穴がふさがれるとニキビができます。ニキビは皮ふの内がわからはじまるトラブルなので、洗わないことが原因ではありません。ニキビをつぶすと炎症が広がって、あとが残ることもあります。気になるけれど、そのままにしておきましょう。

Q. ムダ毛が多くてなやんでいる。そってもいいの?

思春期は男子も女子もホルモンの量が増え、体毛が濃くなります。全身に生えている薄い毛には体温を調節する役割がありますが、そっても問題ありません。もちろん、そのままでもいいし、決まりはありません。そっても次に生えてくる毛にはなんら影響はなく、体毛が太くなったり濃くなることはありません。ただ、うもれた毛を引きぬくと皮ふに傷がつき、炎症の原因になるのでやめましょう。

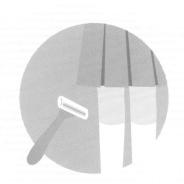

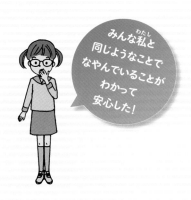

みんな私と同じようなことでなやんでいることがわかって安心した!

思春期のギモン

Q. 遊んだり勉強しているときに急に勃起することがある。いやらしいことを考えているわけではないのになんで?

勃起は性的な興奮が高まったときに起こりますが、理由なく勃起することもあります。たとえば、朝方に勃起して射精してしまうなど、自分の意思でコントロールできないことも思春期には珍しくありません。自転車をこいでいるときや机にあたったときなど、ペニスがこすれただけで勃起することもあります。友だちのそんな光景を目にしたときは、笑ったりからかったりするのはやめましょう。

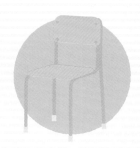

Q. どうして性器のまわりには毛が生えているの?年をとると、髪の毛みたいになくなるの?

性器のまわりの毛(陰毛)には性器を守る役割があります。性器は体の中の大事な器官のひとつで、そこにばい菌が入るのを毛が防いでくれるのです。また、陰毛は性的な関心を引きつけたり、セックスのときにクッションの役目を果たしたりするともいわれます。年をとって髪の毛がなくなったとしても、陰毛がぬけてツルツルになることはありません。

Q. 高学年になって仲がよかった子に突然無視されたり、友だち関係がうまくいかないことが増えた。そういうときはどうしたらいい?

仲がよかった子と気まずくなると、この世の終わりのように悲しくなるかもしれません。けれど、仲直りする方法を学ぶことは成長する上で大切なこと。イヤな思いをしたときは、相手の態度に傷ついていることを正直に伝えましょう。それでも相手の態度が変わらないときは、もっと理解しあえる友だちと積極的にかかわるなど、別の世界に目を向けてみて。友だちはひとりではありません。

Q. 生理のとき、タンポンを使うと処女膜が破れちゃうの?

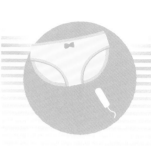

タンポンで処女膜が破れることはありません。処女膜は、膣の入り口をおおうひだ状の膜のこと。女性には生まれつき処女膜があり、成長するにつれてその膜は薄くなります。処女膜は完全に入り口をおおうものではなく、生理のときの経血が流れる程度の穴があいていて、タンポンもそこを通ります。つまり、処女膜は破れるようなものではなく、ずっと女性の体のなかにあるものです。

Q. 思春期になるとみんなだれかを好きになるの? クラスの女子は好きな男子のことで盛り上がっているけれど、私はまだ興味が持てない。

思春期は性への関心が高まる時期ですが、高校生や大学生になってはじめてだれかを好きになることもあります。また、男子だから女子を、女子だから男子を好きになるとは限りません。多くの人に合わせて無理に異性を好きになることもないですし、それぞれが自分の性を大切にしましょう。男女の性別に関係なく、関心を持てる相手がいるというのはすてきなことですね。

Q. 最近、お父さんやお母さんになにを言われても腹が立つのはなんで?

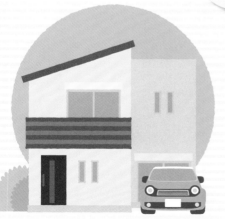

思春期は自我が目覚める時期。「もっと自分の好きなようにさせてほしい」という気持ちが高まるのは自然なことです。親は子どもに「危険な目にあわないように」「幸せになってほしい」などと願っているからこそ、ついあれこれ言ってしまうのです。まずは勉強の約束ごとや門限など、家庭内の小さなルールを守ってみて。すると親も子どもを信頼してくれて、もっと自由に行動できるようになるでしょう。

知っておきたい、考えたい、
心と体のこと

この本を読んで、どんなことがわかったかな？

 友だちに生理がきてるかどうかって、やっぱり気になっちゃうよね

自分だけおそいとどうしようかと思うけど、14才までは待っていても大丈夫なんだね

 体の成長もそれぞれちがうから、人とくらべて心配になっちゃうけど、「普通」の範囲は広いんだから、気にしすぎないようにしたいね

そうだね、ぼくも身長がなかなか伸びなくて気にしていたけれど、人それぞれ成長のスピードがちがうということがわかった

 正しい知識をちゃんと持っていれば、不安にならなくてすむよね

この時期、好きな相手、気になる相手ができる人も多いね

 うん、クラスでもそういう話をしている友だちが多い

でも、そういうことに興味がなくてもヘンじゃない。それから、同性を好きになる人もいる

 体と心のあり方はほんとうに人それぞれ。それをいつも忘れずにいたいね

さくいん

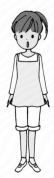

［監修］
宋美玄◎そん・みひょん

産婦人科専門医、医学博士。1976年、兵庫県神戸市生まれ。2001年に大阪大学医学部を卒業、大阪大学産婦人科に入局。周産期医療を中心に産婦人科医療に携わる。2007年、川崎医科大学産婦人科講師に就任。University College Of London Hospital に留学し、胎児超音波を学ぶ。女性の性、妊娠、出産について積極的な啓蒙活動に励んでいる。二児の母。

編・執筆
孫奈美
デザイン
小沼宏之［Gibbon］
マンガ
小林裕美子
イラスト
小林裕美子｜**小沼早苗**［Gibbon］

女子も！男子も！
生理を知ろう
③ 心と体の成長と生理

2020年3月　初版第1刷発行
2021年6月　初版第2刷発行

監修
宋美玄
発行者
小安宏幸
発行所
株式会社汐文社
〒102-0071
東京都千代田区富士見1-6-1
TEL 03-6862-5200　FAX 03-6862-5202
https://www.choubunsha.com
印刷
新星社西川印刷株式会社
製本
東京美術紙工協業組合

ISBN978-4-8113-2541-5